HIGIENE Y CUIDADO DE PROTESIS DENTALES FIJAS, REMOVIBLES/DENTADURAS Y FERULAS

Una higiene bucal adecuada de las prótesis dentales fijas, removibles y férulas, la prevención contra la acumulación de placa bacteriana y sarro, es cuidar la salud de todo el cuerpo humano.

PREAMBULO

En la actualidad la vida de las personas es más larga y por eso es importante que los propios dientes se mantengan integrales y sanos durante toda esta vida.

En el mundo actual la preocupación por la estética y salud bucal ha adquirido una importancia relevante.

Tanto la higiene bucodental, como la higiene y el adecuado cuidado de las prótesis dentales, son importantes para proteger la salud, asegurar una utilidad óptima y prolongada de las prótesis, y mejorar la calidad de la vida del usuario.

Las enfermedades con origen bucodental impactan en la salud general y la calidad de la vida del individuo. Reconocer esto, trabajar en la prevención, es el camino correcto para mejorar la salud bucodental y la salud general. Por eso es muy importante que cada persona tenga el conocimiento básico de la boca y las posibles enfermedades que pueden tener su origen en una higiene insuficiente y no adecuada. Numerosas de las investigaciones científicas en este ámbito, apuntan a que varias enfermedades en el cuerpo humano de carácter general, tienen un origen bucodental. El cuidado dental y las revisiones periódicas por un dentista, son recomendables para todos.

Repercusión de la salud bucodental sobre la salud general.

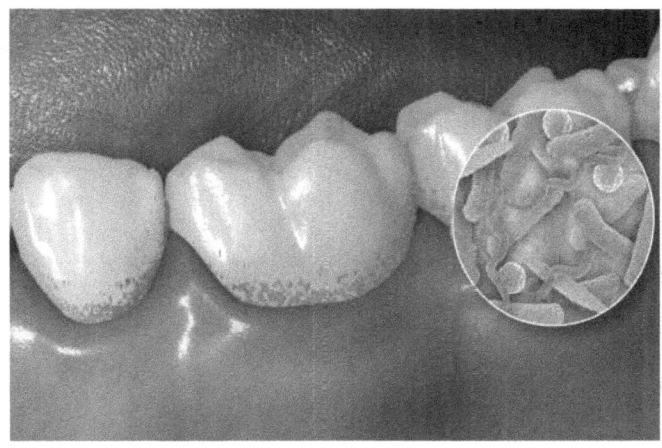

La boca es la parte de nuestro cuerpo que menos cuidamos. En la boca existen muchas bacterias, mayoría de ellas son inofensivas, pero hay también bacterias perjudiciales, que con el medio adecuado pueden ser origen de procesos inflamatorios locales o afectar a la salud general.

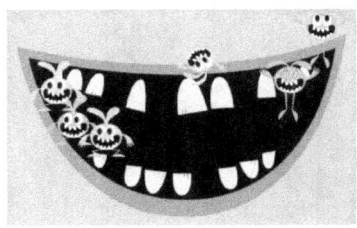

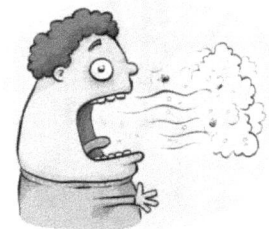

Con la falta de higiene o su inadecuada aplicación, los restos de comida se acumulan en toda la superficie bucodental o en los aparatos que llevamos.

Con estos restos de comida en un tiempo sin removerlos, las bacterias perjudiciales en la boca empiezan un proceso de crecimiento bacteriano fuera de control. Empieza el proceso de fermentación y formación de la placa bacteriana. Es sarro es calcificación de la placa bacteriana.

En la boca este crecimiento bacteriano puede ocasionar infecciones en las encías y mucosas, mal aliento, caries dental, gingivitis, periodontitis (enfermedades de las encías), y finalmente la pérdida dental.

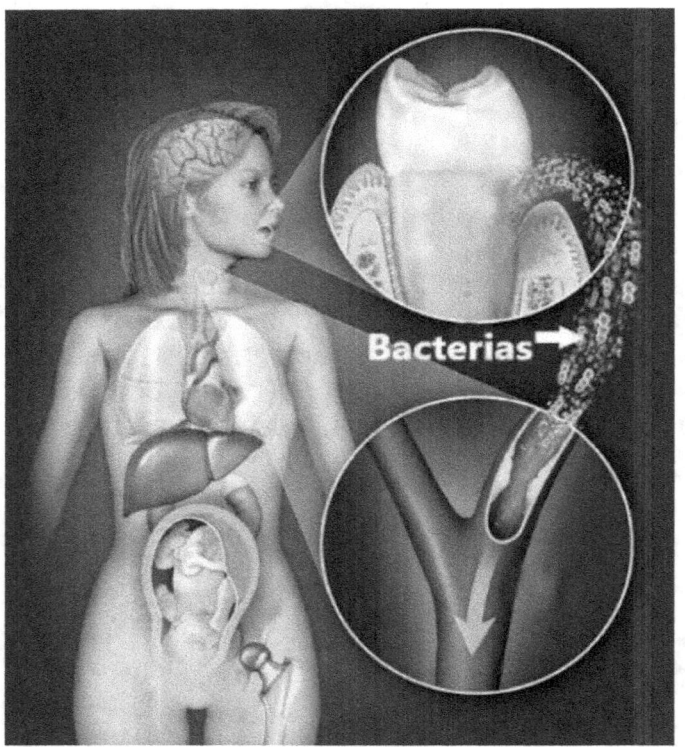

También, esta es la manera que la boca se convierta fácilmente en un puerto de entrada de las bacterias directamente al torrente sanguíneo, provocando diferentes infecciones internas, agravando o creando enfermedades del cuerpo humano.

Las infecciones y enfermedades en nuestra boca, pueden provocar problemas más graves en el resto del organismo, afectando directamente a otros órganos del cuerpo como el corazón, el estómago, el hígado, pulmones y todo el sistema músculo-esquelético, entre otros.

Un ejemplo sobre la repercusión de la salud oral sobre la salud general es la enfermedad periodontal que está provocada por la placa bacteriana.

La placa bacteriana es resultado de la colonización de las bacterias que están normalmente en la boca con la película salival y los restos de comida sin remover.

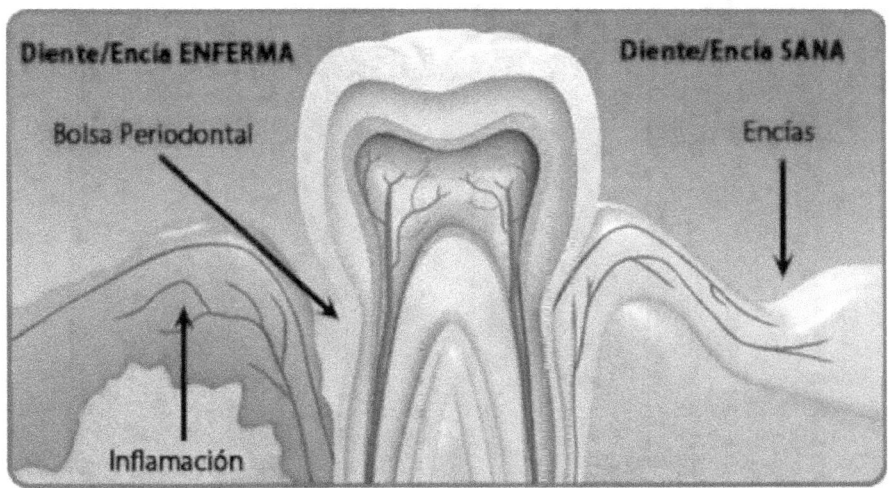

Los profesionales sanitarios insisten en que provoca no solo caries o caída de piezas dentales, también son el origen de problemas de contaminación bacteriana de los pulmones, desarrollándose neumonías bacterianas, halitosis (mal aliento) (90% de los casos con origen bucal).

Otro de los efectos perjudiciales una vez dentro del torrente sanguíneo, es que la sangre va depositando todas estas bacterias también en los músculos y en las articulaciones, produciendo debilidad o cansancio sin hacerse un esfuerzo físico.

Es muy frecuente, que una persona con la alimentación que recibe o con el uso de los aparatos dentales pueda hacerse una herida en la lengua, encías o resto de la mucosa.

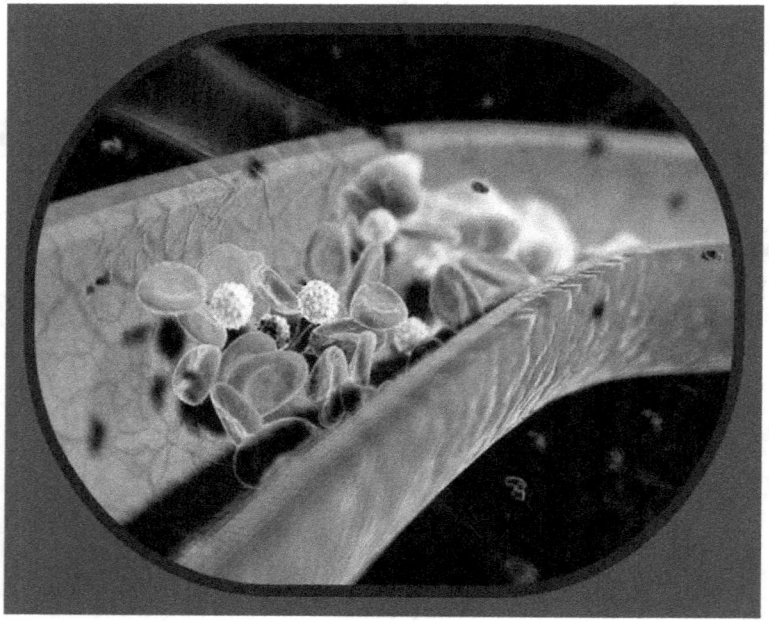

De allí se puede convertir en una infección, facilitando la entrada de las bacterias en el torrente sanguíneo que pueden transformarse en coágulos y causar problemas cardiacos, aunque la persona en cuestión esté bien de salud. Las bacterias procedentes de la boca aceleran el bloqueo de las arterias.

Existe evidencia epidemiológica que asocia de manera estadísticamente significativa la enfermedad periodontitis con un riesgo hasta dos veces superior de padecer ictus o enfermedades coronarias (Janket et al.2003, Bahekar et al. 2007).

Igualmente, hay indicios de que el tratamiento de la enfermedad periodontal, podría tener un efecto beneficioso sobre la función vascular.

Higiene bucodental general

La adecuada higiene bucodental es un factor fundamental para nuestra salud.

El secreto sobre cuánto se debe cepillar los dientes naturales o con rehabilitaciones protésicas, después de cada comida, es que con cepillarse los dientes y la boca cada doce horas es suficiente para remover la placa bacteriana.

Doce horas es el tiempo que tarda el comienzo de la organización de las bacterias y se inicia el proceso de producción de enfermedades.

Eso sí, se deben limpiar y cepillar cuidadosamente todas las zonas bucodentales.

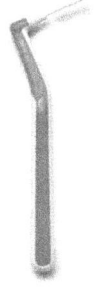
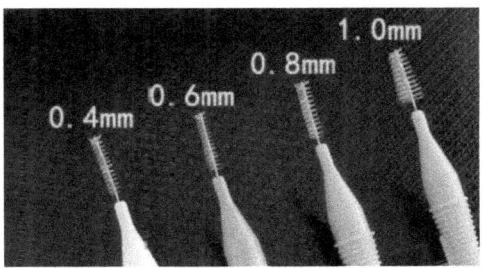

Los utensilios más adecuados para la boca y los dientes naturales o con restauraciones protésicas, son los cepillos dentales manuales, sónicos o ultrasónicos con las cerdas suaves y cabezal pequeño. Así con un tamaño del cabezal reducido, se pueden alcanzar más zonas bucales con difícil acceso.

Para zonas interdentales lo apropiado es usar el hilo dental o cepillo manual interdental, recto o angulado para remover restos del alimento entre los dientes y zonas de retención en los aparatos protésicos fijos.

Además, se pueden usar irrigadores bucales para zonas interdentales o para zonas de difícil acceso en aparatos fijos o tratamientos de ortodoncia.

El tiempo estimado de un cepillado adecuado es alrededor de dos minutos con los movimientos circulares desde las raíces dentales hacia la parte masticatoria dental.

Es aconsejable cambiar el cepillo o cabezal cada 3 - 4 meses o si se observa un deterioro. Los cepillos interdentales cambiar cada 2 - 3 días. Los cepillos dentales manuales y cabezales desmontables de los cepillos eléctricos se pueden desinfectar en una máquina ultrasonido de uso casero que también se puede aprovechar para la desinfección y limpieza de aparatos dentales removibles.

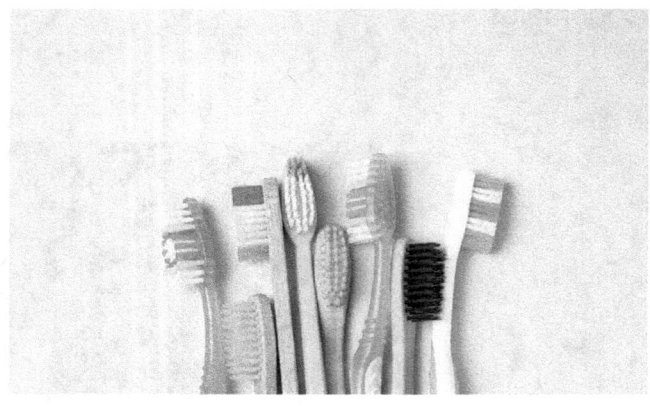

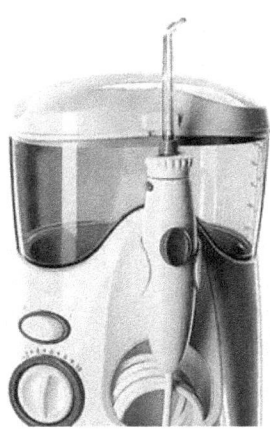

en la imagen Irrigador Bucal

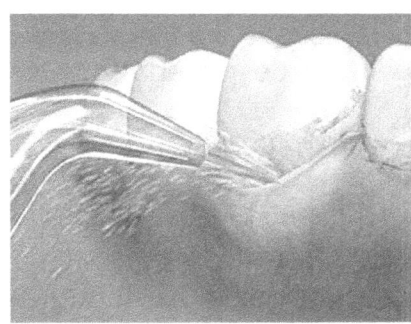
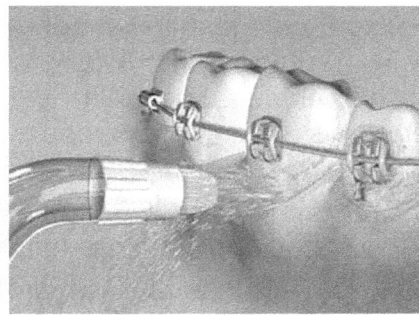

Tipos de Prótesis dentales

- Removibles- las prótesis dentales removibles se pueden retirar de la boca del usuario por el mismo.

- Fijas- las prótesis dentales fijas **NO** se pueden retirar del paciente/usuario. Están instaladas y cementadas y solo en la clínica dental se pueden desinstalar.

Prótesis removibles

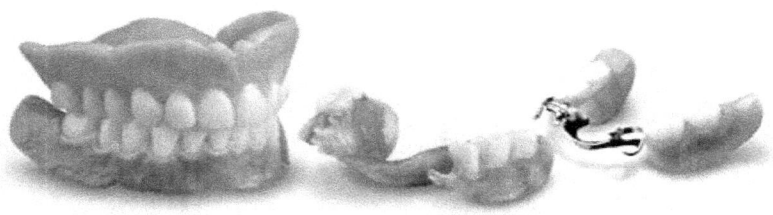

Los factores que influyen sobre el adecuado cuidado e higiene de las prótesis removibles son el tipo de material que esta utilizado en su fabricación.

Según los materiales usados en su fabricación podemos dividir en dos grupos:

- Prótesis acrílica, parcial o total. Son las prótesis conocidas cono dentaduras postizas.

  En algunas de las prótesis parciales existen partes metálicas normalmente los ganchos retenedores que abrazan los dientes existentes del usuario.

  En resto de prótesis parciales o totales son fabricadas de resinas tipo acrílicas o nylon. Las resinas acrílicas son mas porosas comparadas del nylon y por eso son mas propicias de agarrar la placa bacteriana.

- Prótesis acrílica con base metálica. Normalmente son aparatos parciales con ganchos metálicos que abrazan los dientes naturales.

  Férulas dentales para bruxismo. Fabricadas a medida para cada usuario y son de resina acrílica.

Consejos de higiene y cuidados para prótesis dentales removibles y la boca

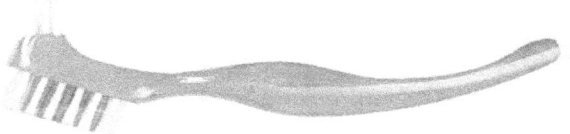

Cuando se recibe los aparatos removibles y férulas de tu clínica dental, éstas tienen un pulido y brillo óptimos.

La resina acrílica es muy porosa y por eso a la hora de finalizar la fabricación del aparato se pule y abrillanta cuidadosamente por los profesionales protésicos dentales.

El alto pulido y brillo dificulta el agarre de la placa bacteriana. ¡Esta es la clave más importante! Por ello se debe cuidar el pulido y brillo siempre.

Para que no se deteriore el pulido y brillo se deben evitar todos los materiales abrasivos. Evite el uso de pasta de dientes. La pasta quita el brillo por los abrasivos que contiene y con eso facilita que se pegue la placa bacteriana más fácil.

Después de cada comida la prótesis se debe retirar de la boca para su limpieza.

Para su manejo es aconsejable poner una toalla en la zona de la limpieza, debajo de la prótesis o llenar el lavabo con agua para suavizar las posibles caídas de las prótesis.

- El aparato se debe cepillar y limpiar con un cepillo de cerdas suaves o de dureza media, por toda superficie.

- Las prótesis se deben limpiar, y evitar la formación y acumulación de placa bacteriana, sarro y el depósito de tinciones.

- Evite usar cepillos con cerdas duras porque pueden dañar la superficie de las dentaduras.

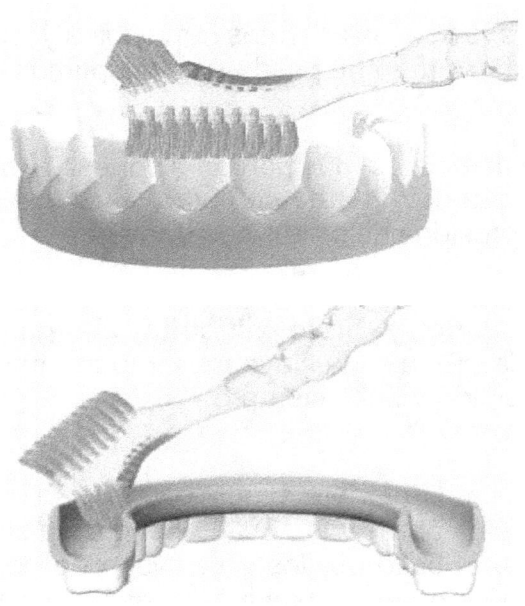

- También se debe cepillar y limpiar la cavidad bucal (mejillas, labios, lengua, paladar y dientes). Esta limpieza se aplica también en pacientes totalmente desdentados. Se usa un cepillo suave, y un enjuague con un colutorio antiséptico, ya bien sea de control o de tratamiento.

- Es especialmente importante la limpieza de las partes metálicas, sobre todo las que contactan con los dientes (cara interna o cóncava de los ganchos). Para ello, pueden frotarse con un bastoncillo empapado en alcohol, hasta que la superficie quede brillante. Si quedan mate, es que están cargadas de placa bacteriana, que puede producir caries y desgastes, debido a los ácidos que dicha placa produce.

- Para evitar golpes y deformaciones mientras están fuera de la boca, conviene conservar las prótesis en agua, a la que puede añadir pastillas desinfectantes comercializadas para ese fin. Es aconsejable que se hagan masajes en las encías, con un cepillo suave, para mejorar su riego sanguíneo.

- **Es recomendable** limpiar los aparatos dentales y las férulas con un jabón líquido neutro, evitando colorantes y olores químicos.

No se debe dormir con las prótesis dentales removibles.

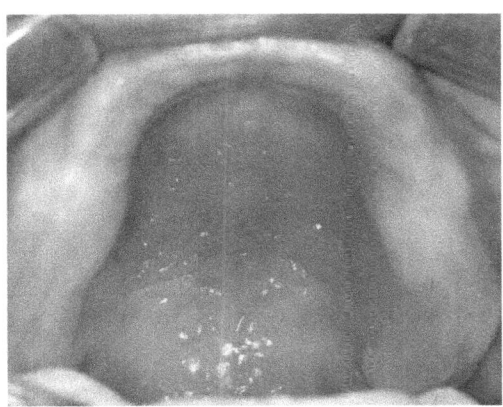

Dormir con la prótesis dental puesta en la boca facilita la formación de placa bacteriana en la superficie de las encías y paladar. Esto frecuentemente llevará a tener inflamaciones e infecciones. También es la principal causa de la infección llamada Estomatitis Protésica. Se puede llegar a la imposibilidad del uso del aparato por las inflamaciones e alergias en las zonas afectadas.

Además, el riesgo de tragar el aparato o que se puede salir, caer y romper durante la noche es bastante elevado.

Consejos de higiene y cuidados para Férulas Dentales

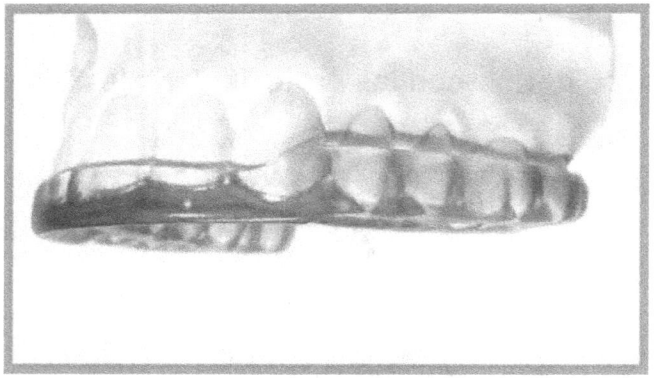

- Antes de introducir el aparato en la boca se debe aclarar con agua.

Después de su uso, el aparato se debe limpiar con cepillo especial de limpieza de prótesis dentales y jabón líquido neutro. Aclarar con abundante agua.

- Se debe cepillar y limpiar con cepillo de cerdas suaves o medias, por todas las partes de la férula.

- Una vez por semana se debe desinfectar con las pastillas especiales de limpieza de prótesis dental.

También se puede usar un aparato de ultrasonido para una desinfección semanal más profunda.

El aparato se debe guardar en una caja con servilleta o papel humedecido.

Recomendaciones generales

Siempre que aparezcan ulceraciones, dolor o inestabilidad de la prótesis, deberá acudir de inmedato a la consulta del dentista.

Con aparatos parciales se debe realizar una revisión periódica programada por el dentista para observar el estado de los dientes naturales y mucosas, detectar desgastes anormales y realizar las adaptaciones apropiadas para corregir los desajustes provocados por el cambio de forma de los maxilares y de la posición de los dientes, que siempre ocurre con el paso del tiempo.

Esto evita la irritación crónica que a su vez protege de un posible cáncer oral.

Las férulas dentales se deben intentar usar sin que haya un prolongado tiempo de no uso. Cuando se dejen de utilizar es posible que pueda existir dificultad de colocación en los dientes o imposibilidad total de la colocación. Esto podría ser porque la férula se quedó reseca o por algún pequeño movimiento de los dientes naturales que impide la colocación.

Como manejar los aparatos dentales

Las Dentaduras:

- ¡El manejo general de poner y quitar el aparato de la boca del usuario se debe realizar con paciencia, usando todos los dedos de las manos evitando tirar solo de un lado en los casos de aparatos con ganchos!

- ¡No se deben forzar los aparatos!

- Se recomienda comer con los dos lados de las prótesis a la vez para evitar mordeduras.

Las Férulas:

- ¡Las primeras veces de poner y quitar de la boca del usuario, se deben realizar con paciencia, usando todos los dedos de las manos evitando tirar solo de un lado!

Es preferible que el aparato sea mojado antes de introducirlo en la boca.

Limpieza y cuidado profesional

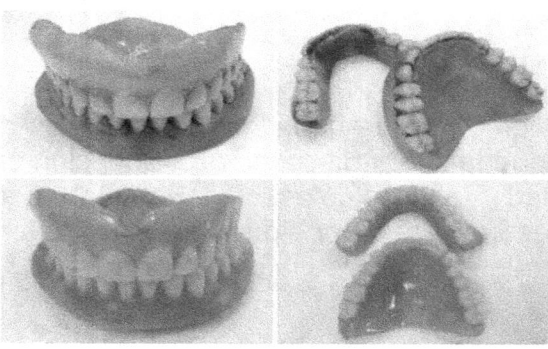

La limpieza profesional se debe hacer en una clínica dental o laboratorio dental por personal especia izado.

Con las revisiones periódicas por lo menos una vez al semestre se puede realizar la limpieza profesional. Se usan aparatos de limpieza con ultrasonido o la limpieza más profunda y detallada si es necesario con aparatos especializados en el laboratorio (arengadoras, pulidoras etc.). Se desinfecta con vapor.

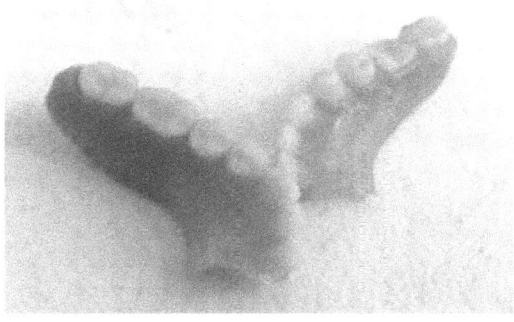

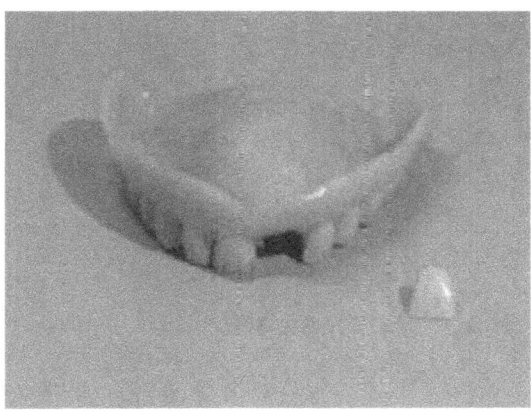

Cuando se produzca una rotura de alguna parte de la prótesis, **no intente arreglara usted mismo**. No se debe usar ningún pegamento de contacto rápido, ya que puede provocar infecciones con la composición de los componentes que contiene.

Debe acudir pronto a su dentista.

Si no usa los aparatos, empezara tener digestiones difíciles, ya que los alimentos irán al estómago sin ser masticados suficientemente y eso provocara mala alimentación.

El aparato se debe arreglar lo más pronto posible por un profesional.

Importante, en resumen

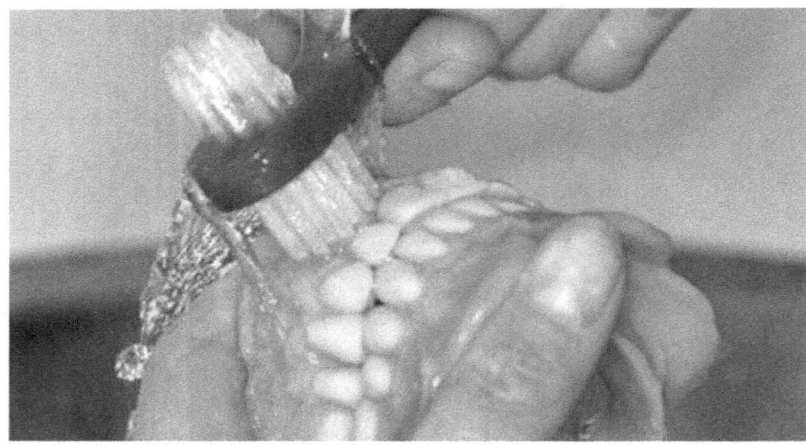

- **Programar controles periódicos con el dentista.**

- Usar mojado el aparato antes de ponerlo en la boca.
- Limpiar los aparatos después de cada comida con agua templada.
- Para la limpieza bucal, usar un cepillo con cerdas suaves. Es preferible cambiar tu cepillo dental cada tres o cuatro meses, o antes si están las cerdas estas abiertas o gastadas.

- Desinfectar los aparatos por las noches en recipiente con agua y pastillas desinfectantes.

Los primeros días del uso de los aparatos removibles, procure cerrar la boca y masticar con cuidado. para no morderse, no sobrecargar las encías y dientes doloridos.

- Conviene inicialmente que mastique suavemente alimentos blandos y no pegajosos, pasando poco a poco a comer productos de mayor consistencia.

- Para tratar las heridas de las mordeduras (generalmente, muy dolorosas), puede utilizar colutorios, pomadas o geles calmantes y cicatrizantes. Consultar su dentista.

- Si tiene dolor intenso al morder. o aparecen heridas, acuda inmediatamente a revisión. Se recomienda comer con los dos lados de las prótesis a la vez para evitar mordeduras.

No aconsejable para Prótesis Dentales/ Dentaduras:

- Dormir con la prótesis.

- Para la limpieza evitar: pasta dental, lejía, vinagre, jabones con olores, agua muy caliente.

- Si se rompe, intentar arreglar el aparato.

Intentar ajustar los ganchos metálicos (en caso de que existan).

No aconsejable para Férulas:
- Dejar que se reseque el aparato.

- Evitar limpiar con pasta dental. Desinfectar con lejía, vinagre, jabones con olores, agua caliente.

- Evitar arreglar una rotura. Hacer "un ajuste" tú mismo.

Limpieza y cuidado de prótesis y aparatos fijos, instalados sobre diente natural o implantes

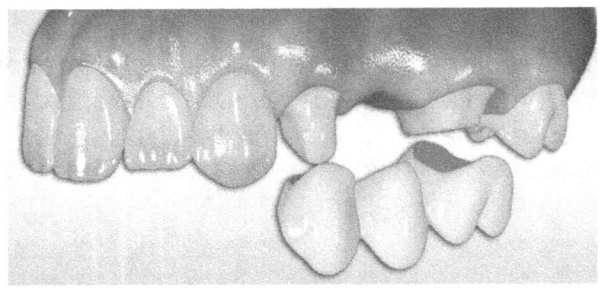

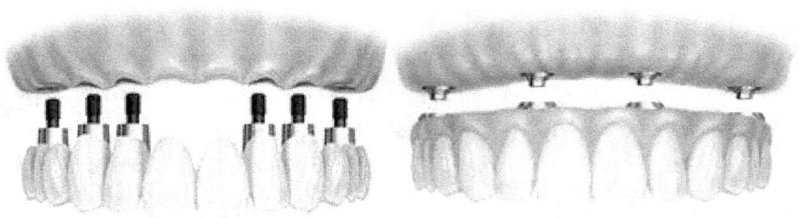

PRÓTESIS FIJA   PRÓTESIS HÍBRIDA

Todas las prótesis colocadas en la boca sin poder retirar del paciente para su limpieza se denominan prótesis fijas. Se pueden desinstalar solo en la clínica dental por el especialista.

Son muchas las similitudes de comportamiento de estas prótesis en la boca con un diente natural.

Teniendo en cuenta los materiales de fabricación en la actualidad, podemos distinguir los siguientes grandes grupos;

- **De metal-cerámica**. La mayoría de las restauraciones dentales están realizadas con esta combinación. La higiene que se debe aplicar es parecida a los dientes naturales con cepillos de cerda suaves, hilo dental, cepillo interdental, irrigador bucal.

- **De metal**. Con metales nobles a base de oro o cromo-cobalto que se aplican en algunos casos como bruxismo severo. Estos aparatos se deber revisar con más frecuencia por el dentista.

- **De cerámica**. Realizadas normalmente en restauraciones de carillas estéticas y en algún caso de molares. Las restauraciones de cerámica pueden limpiarse con cepillo manual, sónico o ultrasónico de cerdas suaves. Los irrigadores en algunos casos son imprescindibles. Unas revisiones más frecuentes con el dentista serán más aconsejables.

- **De zirconio-cerámica**. La base es el zirconio recubierto integro o parcial con la cerámica. Estas rehabilitaciones son con un tratamiento de limpieza e higiene parecido del diente natural. Se deben limpiar y cuidar las zonas con piezas pónticas para que no se quedan restos de comida.

- **De zirconio**. Las restauraciones de este material favorecen bastante el mantenimiento fácil de la higiene ya que son muy lisos y duros y la placa bacteriana se adhiere con dificultad sobre la superficie.

- **De resina acrílica con el armazón metálico.** Se llaman Prótesis Hibridas instaladas sobre implantes. Este tipo de aparatos son los más propicios para una fácil retención de la placa bacteriana. Se debe tener un plan de revisiones frecuentes para vigilar la acumulación de placa bacteriana y sarro. Normalmente se acumula en las zonas cerca de la encilla.

La higiene en este tipo de aparatos sería más insistente con cepillos de cerdas suaves manual, sónico o ultrasónico. Se deben evitar cepillos de cerdas duras para no reducir el brillo, que es el factor principal para impedir el agarre de la placa bacteriana en este tipo de aparatos. Con el adecuado cuidado e higiene se pueden evitar la contaminación bacteriana de los implantes y su posible pérdida. Además de cuidar la salud general.

- **De resina acrílica con armazón de PEEK** (el PEEK es un termoplástico técnico bastante conocido y usado en la medicina para prótesis de cadera y la sustitución total o parcial en otros huesos). Destacable un bajo coeficiente de fricción, una alta resistencia al uso y al desgaste o abrasión. Este material tiene muy buena higiene ya que difícilmente agarra la placa bacteriana por sus características técnicas. Pero es difícil su manejo para la fabricación de las prótesis.

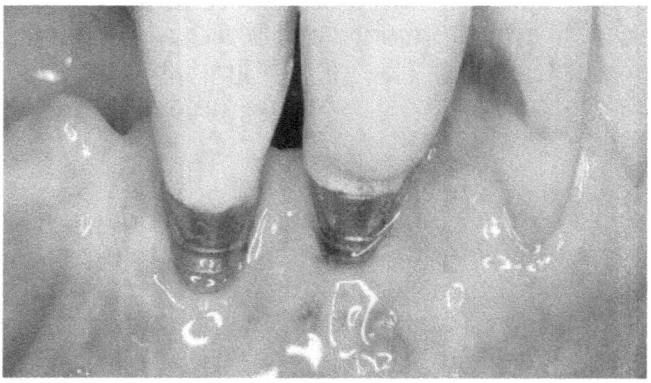

Se debe destacar la importancia de la higiene y cuidado en casos de **coronas con implantes:**

La limpieza y cuidado en estos casos será más cuidadosa e insistente en las zonas de la inserción de las coronas en encía con el implante.

En zonas donde no se puede aplicar el cepillo interdental se debe utilizar el cepillo ultrasónico o irrigador bucal.

La adecuada limpieza en estas zonas evita la contaminación bacteriana e infección a nivel de implante, para no llegar a la enfermedad de perimplantitis (imagen) reduciéndose el hueso y perdiendo finalmente el implante, impidiendo también la entrada de bacterias en el torrente sarguíneo.

Las zonas de coronas protésicas que restauran uno o varios dientes se deben cuidar con más atención en la zona de la encía libre, ya que muchas veces la terminación de la restauración pasa debajo de la encía donde es más difícil acceder para limpiar.

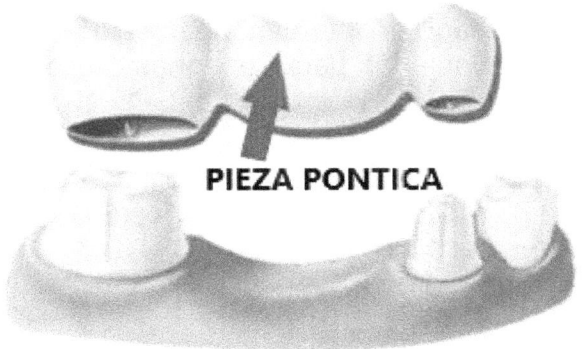

PIEZA PONTICA

Si hay una **pieza dental póntica** (es la que sustituye un diente que falta entre dos o varios dientes naturales y restaurados con coronas metal, metal-porcelana, zirconio-porcelana, zirconio o cerámica), esta zona será muy propensa a retener restos de alimentos entre la terminación protésica, diente y encía.

Se debe intentar acceder con un cepillo interdental o irrigador bucal para remover los restillos de alimentos.

Para limpieza adecuada de aparatos híbridos, en las zonas que están entre el aparato y encía se debe utilizar los cepillos interdentales o irrigadores bucales.

Periódicamente se debe acudir al dentista para nacer la limpieza profesional del aparato híbrido.

Importante en prótesis fija resumen

Para una higiene óptima y limpieza adecuada:

- El uso de cepillos manuales, mecánicos rotatorios, mecánicos sónicos, mecánicos ultrasonido con cabezal pequeño y cerdas suaves.

- El uso de cepillos interdentales rectos para la zona anterior y angulados para las zonas posteriores de los molares.

- En aparatos híbridos el uso de cepillo dental con cerdas suaves, cepillo interdental, cepillo ultrasónico, irrigadores bucales

El uso de irrigadores en rehabilitaciones protésicas de más de una pieza sobre diente natural o implantes.

Ari Asparuhov es un especialista técnico protésico dental que ejerce la profesión en España desde el año 2013.

Con esta guía práctica se pretende sensibilizar y concienciar la importancia del cuidado e higiene bucodental adecuado y su gran influencia sobre la salud general.